FAIBLES LECTINE

LISTE D'ALIMENTS

Les choses à faire et à ne pas faire

Claudia Adkins

AVERTISSEMENT JURIDIQUE

Ce livre sert de matériel éducatif et de divertissement et ne remplace pas les conseils ou traitements médicaux professionnels. Bien que les informations présentées ici proviennent de sources fiables au mieux des connaissances de l'Auteur, l'exactitude ne peut être garantie. L'Auteur ne peut être tenu responsable de toute erreur ou omission. Il est conseillé de consulter un professionnel de la santé avant de mettre en œuvre tout remède ou technique suggéré dans ce livre.

En utilisant les informations fournies, vous acceptez de dégager l'Auteur et l'Éditeur de toute responsabilité pour les dommages, frais ou frais juridiques résultant de l'application des conseils contenus dans ce livre. Cette clause de non-responsabilité couvre tous les dommages ou blessures résultant directement ou indirectement de l'utilisation des informations présentées, quelle que soit la cause de l'action. Vous reconnaissez et assumez tous les risques associés à l'utilisation des informations contenues dans ce livre. Il est recommandé de consulter un praticien médical qualifié pour garantir l'adéquation et la sécurité avant de suivre tout programme décrit dans ce livre.

Bonjour !   Nous espérons que vous trouverez cet ouvrage instructif et bénéfique pour votre parcours de santé. Si vous avez un instant, nous aimerions connaître votre opinion ! Partager votre expérience à travers une critique rapide ou un commentaire peut aider les autres à déterminer si cet ouvrage leur convient.

De plus, n'oubliez pas d'explorer l'ensemble de la série Listes sains pour des solutions de santé encore plus spécifiques !

Merci de faire partie de notre communauté ! ♡

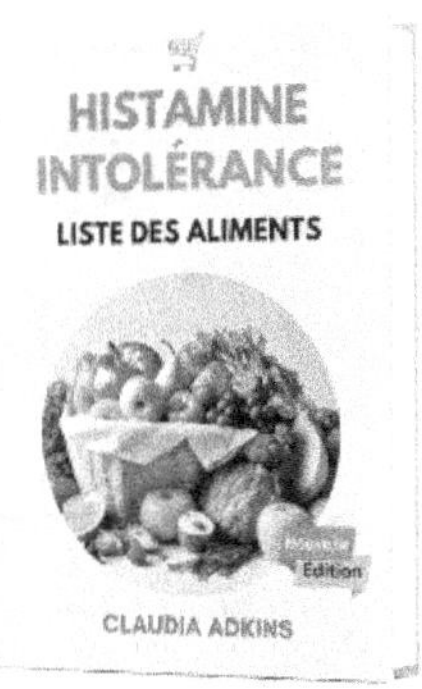

Table des matières

Introduction

Vous êtes-vous déjà demandé pourquoi, malgré tous vos efforts pour manger sainement, vous continuez à souffrir de problèmes de santé mystérieux ? Peut-être suivez-vous un régime « propre », remplissant votre assiette de fruits colorés, de céréales complètes et de légumes, mais vous vous sentez faible, lourd ou souffrez de problèmes inflammatoires chroniques. Vous n'êtes pas seul, et ce n'est pas seulement dans votre tête.

Ce livre pourrait être la clé pour découvrir la racine de ces symptômes persistants. En tant que diététicien et passionné de santé et de bien-être, j'ai consacré des années à l'étude des aliments dont nous dépendons pour nous nourrir. Inspiré par le livre acclamé du Dr Steven Gundry, "The Plant Paradox", mes recherches sur les aliments et leur teneur en lectines ont conduit à une révélation surprenante : certains des aliments soi-disant les plus sains de notre alimentation pourraient en fait être nocifs. Les lectines, un type de protéine présent dans bon nombre de nos aliments de base comme les haricots, le blé, le maïs et même ces légumes et fruits colorés et brillants - tomates, concombres, courges, aubergines - pourraient être les coupables cachés causant plus de mal que de bien. Choquant, n'est-ce pas ? Je le pensais aussi.

Pour beaucoup d'entre nous, reconsidérer ces aliments semble presque impensable. Après tout, on nous dit depuis des années que les céréales complètes et les produits frais sont les piliers d'une bonne santé. Mais si vous êtes comme moi, vous êtes curieux et prêt à remettre en question la sagesse conventionnelle. Se pourrait-il que les aliments que nous mangeons au nom de la santé soient en fait ceux qui nous freinent ? Ce livre est là pour vous aider à explorer cette question.

Que vous luttiez contre la fatigue chronique, une prise de poids persistante, des problèmes digestifs ou que vous ayez du mal à bien dormir la nuit, il est possible que les lectines soient à blâmer. La bonne nouvelle ? Vous n'avez pas à renoncer au goût ou au plaisir pour commencer à vous sentir mieux. À l'intérieur, vous trouverez des alternatives à faible teneur en lectines et des stratégies pratiques pour apporter de petits changements qui conduisent à des améliorations significatives, telles qu'un sommeil plus profond, une énergie accrue et un corps plus léger et sans douleur.

Et la meilleure partie ? Tout est soutenu par la science. Tout au long de ce livre, vous trouverez des explications fondées sur des preuves sur la façon dont les lectines affectent votre corps et, surtout, comment faire de simples échanges alimentaires pour les éviter.

Ce livre est divisé en deux parties. Dans la première partie, nous plongerons dans les bases des lectines, en abordant les sujets suivants :

- ✓ Que sont les lectines ?
- ✓ Comment les lectines ont-elles réussi à passer inaperçues?
- ✓ Les avantages et les inconvénients des lectines
- ✓ Les lectines les plus nocives
- ✓ Comment les lectines affectent notre corps
- ✓ Les facteurs qui perturbent le microbiome intestinal
- ✓ Le régime sans lectines

À la fin de cette section, vous aurez non seulement une image plus claire de ce qui pourrait causer votre inconfort, mais vous aurez également des solutions pratiques et délicieuses qui vous permettront de prendre le contrôle de votre santé.

Dans la deuxième partie, vous découvrirez une liste exhaustive de plus de 300 ingrédients alimentaires, chacun classé en fonction de sa teneur en lectines. Ce guide complet comprend une variété de légumes colorés, de légumes verts riches en nutriments, de noix, de graines, de certaines protéines animales et végétales et de certains aliments transformés. Vous apprendrez quels aliments contiennent les niveaux de lectines les plus élevés et lesquels vous pouvez consommer en toute sécurité. En sélectionnant des éléments de cette liste, vous remplirez votre cuisine d'ingrédients qui favorisent la santé de votre corps plutôt que de l'entraver. Ces aliments constituent les fondements d'un régime sans lectines et fournissent nourriture et protection alors que vous vous efforcez d'atteindre un bien-être optimal.

Alors, commençons ce voyage pour nous sentir mieux, une bouchée à faible teneur en lectines à la fois !

Partie 1

Les lectines et votre santé

Que Sont Les Lectines ?

Les plantes, malgré leur nature stationnaire, ont développé un arsenal impressionnant de mécanismes de défense pour se protéger des prédateurs. L'une de ces stratégies à long terme implique la production de lectines, qui sont des protéines servant de système de défense biochimique. Ces protéines sont conçues pour dissuader les animaux, les insectes et même les humains de les consommer en provoisant divers effets indésirables.

Les lectines sont des protéines qui se lient aux glucides et sont largement répandues dans la nature. Elles sont présentes dans de nombreux aliments, notamment les céréales, les fruits, les légumes, les produits animaux et le poisson. Contrairement à d'autres protéines, les lectines ont des caractéristiques uniques et ne sont pas universellement classées. Certaines lectines, comme la ricine de la graine de ricin, sont hautement toxiques, tandis que d'autres sont relativement inoffensives. Les lectines telles que la phytohémagglutinine et la concanavaline A peuvent agglutiner les globules rouges et agir comme mitogènes lymphocytaires, propriétés utilisées dans la recherche en laboratoire depuis des années.

Les lectines sont résistantes à la chaleur, survivant souvent à la cuisson, sauf si elles sont exposées à des températures supérieures à 100°C pendant de longues périodes. Cette résistance leur permet de traverser le tube digestif intactes, où elles peuvent interagir avec l'épithélium intestinal et interférer avec l'absorption des nutriments, ce qui leur vaut le qualificatif de facteurs « antinutritionnels ». Par exemple, la phytohémagglutinine dans les haricots rouges peut causer divers problèmes gastro-intestinaux, notamment une diminution de la sécrétion d'acide, des modifications de la muqueuse intestinale et des effets indirects sur le pancréas.

Les lectines ont également des effets systémiques, tels que la modulation de l'inflammation et de la fonction immunitaire, qui peuvent ne pas toujours être négatifs et pourraient avoir un potentiel thérapeutique. Cependant, leur impact sur la santé intestinale est plus communément associé à des effets indésirables.

Les plantes utilisent les lectines comme mécanisme de défense contre les prédateurs. Ces protéines agissent comme une stratégie à long terme pour dissuader la consommation en rendant les prédateurs malades. Lorsqu'elles sont consommées, les lectines peuvent se lier aux molécules de sucre dans le tube digestif, perturbant l'intégrité de la paroi intestinale. Cette perturbation, connue sous le nom de « leaky gut » ou « intestin perméable », permet à des molécules plus grosses, y compris des bactéries, de pénétrer dans la circulation sanguine, déclenchant une réponse immunitaire et une inflammation.

L'une des lectines les plus connues est le gluten, présent dans le blé, l'orge, le seigle et parfois l'avoine. Le gluten n'est qu'une des nombreuses lectines qui peuvent être nocives. Bien que certaines lectines puissent avoir des effets bénéfiques, la consommation d'aliments végétaux peut également entraîner des effets indésirables, notamment des réactions allergiques chez les personnes sensibles.

Comment Les Lectines Ont-Elles Réussi A Passer Inaperçues ?

Avec leur omniprésence et leurs impacts majeurs sur la santé, on pourrait supposer que les lectines auraient déjà été mises en lumière. Il y a quelques raisons qui expliquent pourquoi les lectines restent quelque peu obscures dans le discours diététique courant.

Alors que la science nutritionnelle s'est traditionnellement concentrée sur les macronutriments - glucides, protéines et lipides, sans parler des vitamines et minéraux essentiels - les lectines sont des protéines non essentielles. Leur rôle en matière de santé humaine est considérablement complexe et moins direct par rapport à d'autres facteurs nutritionnels plus évidents. La sensibilité aux lectines se manifeste généralement par des symptômes nébuleux et non spécifiques. Des affections telles que la fatigue chronique, les problèmes digestifs, la prise de poids et les réactions auto-immunes peuvent être déclenchées par tellement de choses différentes qu'il est souvent difficile d'identifier le coupable spécifique. Étant donné que de nombreux autres facteurs peuvent également causer des symptômes similaires, la plupart des personnes intolérantes aux lectines ne soupçonnent pas les lectines, mais blâment plutôt un autre aliment ou facteur de style de vie pour leurs symptômes.

Les méthodes de cuisson perpétuent également ce malentendu : bien que la cuisson adéquate des aliments puisse inactiver certaines lectines, cette méthode ne fonctionne pas contre tous les types. Par exemple, une bonne préparation des haricots peut neutraliser bon nombre de leurs lectines et donner l'impression qu'ils sont sans danger. Cependant, toutes les lectines ne sont pas égales en termes de vulnérabilité à la chaleur, et certaines survivent aux pratiques de cuisson ordinaires, ce qui fait que leurs effets sur la santé ne sont pas reconnus.

La recherche scientifique sur les lectines a également été un peu maigre et fragmentée. La plupart des premières recherches portaient sur les effets des lectines végétales sur les animaux, et elles ne s'appliquaient souvent pas directement aux humains. En raison du caractère incomplet de la recherche, la prise de conscience des lectines en tant que préoccupation alimentaire majeure est notablement tardive.

Les croyances culturelles dans les propriétés bénéfiques pour la santé de certains aliments à base de plantes conduisent également à une sous-estimation significative du rôle des lectines. Les céréales complètes, les haricots et les fruits et légumes aux couleurs vives sont considérés comme des aliments de base d'une alimentation saine. Il est contraire à l'intuition que de tels aliments puissent causer des maladies, et il est difficile d'envisager une telle possibilité, malgré les preuves croissantes.

Enfin, il y a aussi le problème de la complexité des différentes lectines interagissant dans le corps humain. Les lectines sont capables d'exercer à la fois des effets bénéfiques et néfastes selon le type de lectine consommé, la sensibilité individuelle et le contexte dans lequel elles sont consommées. Une telle dualité rend difficile l'établissement d'un consensus et de recommandations diététiques claires sur la consommation de lectines.

Les Avantages Et Les Inconvénients Des Lectines : Un Paradoxe

En ce qui concerne les lectines, l'histoire n'est pas noire ou blanche. Contrairement à une histoire claire de héros et de méchants, les lectines jouent les deux rôles, parfois bénéfiques et parfois affectant notre santé. Cette double nature en fait un sujet fascinant à explorer. Les lectines peuvent offrir plusieurs avantages pour la santé. Par exemple, l'ail, connu pour ses propriétés curatives, doit une grande partie de ses propriétés antivirales aux lectines qu'il contient. Ces lectines aident à combattre les virus et à renforcer le système immunitaire. De même, certaines lectines jouent un rôle crucial dans la fonction immunitaire de notre corps. Elles agissent comme des éducateurs pour le système immunitaire et l'aident à reconnaître quels composés sont sûrs et lesquels ne le sont pas, renforçant ainsi les mécanismes de défense de l'organisme.

À l'inverse, les lectines peuvent également présenter des risques pour la santé. Certaines lectines, comme celles présentes dans les haricots rouges crus, sont toxiques et peuvent causer de graves problèmes digestifs si elles ne sont pas correctement cuites. Ces protéines peuvent se lier à l'intestin, affectant l'absorption des nutriments, et peuvent causer des affections telles que le syndrome de l'intestin perméable. Les lectines présentes dans des aliments tels que le blé, le maïs et certains fruits et légumes sont associées à l'inflammation et aux réactions auto-immunes chez certaines personnes. Afin de bien comprendre le paradoxe des lectines, il est essentiel de comprendre le concept d'hormèse. L'hormèse est l'idée que certaines substances peuvent être nocives en grandes quantités, mais bénéfiques en petites quantités. Ce principe suggère que l'effet des lectines sur notre santé dépend de la dose. En petites quantités, elles peuvent stimuler des réactions d'adaptation bénéfiques, mais en grandes quantités, elles peuvent être nocives.

Cette perspective rejoint la célèbre observation de Paracelse : "La dose fait le poison". Elle souligne l'importance de la modération et de la diversité dans notre alimentation. En consommant une variété d'aliments, nous évitons la surexposition à un seul type de lectine et réduisons ainsi le risque d'effets secondaires.

De nos jours, nous avons tendance à nous appuyer excessivement sur quelques cultures principales comme le blé, le maïs et le soja. Cette dépendance accrue nous rend plus vulnérables aux effets néfastes des lectines. En revanche, nos ancêtres, grâce à la diversité de leur alimentation, étaient moins exposés à des concentrations élevées de lectines provenant d'une seule source. Cette variété alimentaire a probablement contribué à réduire les risques liés à la consommation de lectines.

La solution pour gérer le paradoxe des lectines réside dans l'équilibre et la diversité. En diversifiant notre alimentation, nous pouvons bénéficier des avantages des lectines tout en évitant leurs inconvénients. Intégrer une plus grande variété d'aliments, notamment des céréales sans lectines comme le millet et le sorgho, ainsi que divers légumes verts à feuilles et crucifères, peut nous aider à trouver cet équilibre.

En résumé, les lectines ne sont ni entièrement bonnes ni entièrement mauvaises. Leurs effets sur notre santé dépendent des types et des quantités consommées. En privilégiant une alimentation variée et modérée, nous pouvons tirer parti des bienfaits des lectines tout en limitant leurs risques potentiels. Les principes présentés dans ce livre vous guideront vers une alimentation équilibrée et diversifiée, favorisant une santé optimale. N'oubliez pas que, grâce à l'hormèse, la nature récompense ceux qui osent explorer une grande variété d'aliments, ce qui conduit à un corps plus sain et plus résistant.

Les Lectines Les Plus Nocives

Bien que les lectines soient fascinantes par leur double nature, elles peuvent représenter un risque important pour la santé, en particulier certains types qui sont nocifs pour les humains. L'une des lectines les plus nocives est la phytohémagglutinine présente dans les haricots rouges. Cette lectine est très toxique et peut provoquer un empoisonnement grave si les haricots ne sont pas correctement cuits. Selon la Food and Drug Administration (FDA) des États-Unis, manger seulement quatre haricots rouges crus peut provoquer des symptômes graves, notamment de fortes nausées, des vomissements et de la diarrhée.

La toxicité de la phytohémagglutinine souligne l'importance d'une cuisson minutieuse des haricots rouges pour neutraliser cette lectine nocive. Une autre lectine dangereuse est l'agglutinine de germe de blé (WGA) présente dans les produits à base de blé. La WGA est particulièrement préoccupante car elle imite l'insuline et interfère avec les récepteurs d'insuline dans le corps. Cette imitation peut entraîner une réduction de la masse musculaire et une augmentation de la faim, perturbant potentiellement les processus métaboliques et contribuant à la prise de poids et à la résistance à l'insuline. En plus de ces exemples spécifiques, les lectines nocives peuvent se lier au système intestinal, causant des dommages à la barrière intestinale et provoquant des affections telles que le syndrome de l'intestin perméable. Cela peut permettre à de plus grosses particules d'aliments et de bactéries de pénétrer dans la circulation sanguine, entraînant des réactions immunitaires et de l'inflammation. L'inflammation chronique associée à l'exposition aux lectines est associée à divers problèmes de santé, notamment des maladies auto-immunes et des maladies digestives.

Les effets des lectines nocives s'étendent au-delà du système digestif. Elles peuvent également interférer avec l'absorption des nutriments, entraînant des carences en vitamines et minéraux essentiels. Par exemple, les lectines peuvent se lier à la paroi intestinale et empêcher l'absorption de nutriments importants, aggravant le potentiel de déséquilibres nutritionnels et de problèmes de santé connexes.

Comment Les Lectines Affectent Notre Corps

Les lectines sont des protéines végétales qui ont la capacité unique de se lier au sucre et se trouvent dans divers aliments. Elles peuvent avoir un impact significatif sur notre corps, en particulier en raison de leur interaction avec notre système digestif et nos réponses immunitaires. Lorsque nous mangeons des aliments contenant des lectines nocives, les mécanismes de défense de l'organisme entrent en jeu. Les muqueuses de notre nez et la salive dans notre bouche, qui piègent les lectines, constituent la première ligne de défense. Lorsque les lectines franchissent cette barrière, l'acide gastrique agit comme deuxième ligne de défense pour les neutraliser. Le microbiome de nos intestins, composé de bactéries bénéfiques, constitue la troisième ligne de défense, aidant à digérer les aliments et à maintenir un système immunitaire sain. Enfin, la muqueuse de l'intestin agit comme quatrième barrière pour empêcher les lectines de pénétrer dans la circulation sanguine.

Cependant, certaines lectines peuvent compromettre ces défenses. Par exemple, la phytohémagglutinine présente dans les haricots rouges est hautement toxique. La consommation de haricots rouges insuffisamment cuits ou crus peut provoquer des symptômes graves tels que des nausées, des vomissements et de la diarrhée. De même, l'agglutinine de germe de blé (WGA) présente dans les produits à base de blé imite l'insuline et peut bloquer les récepteurs d'insuline, ce qui peut entraîner une diminution de la masse musculaire et une augmentation de la faim. Les lectines peuvent compromettre l'intégrité de la surface intestinale, conduisant à des affections appelées « intestins perméables » ou « leaky gut ». La paroi intestinale est composée d'une seule épaisseur de cellules et est conçue pour permettre aux nutriments d'entrer tout en empêchant les grosses particules alimentaires et les substances nocives de passer. Cependant, les lectines peuvent couper les jonctions serrées de la paroi intestinale, créant des trous microscopiques dans lesquels des molécules plus grosses peuvent passer. Cela peut entraîner la pénétration dans la circulation sanguine de substances nocives, telles que des bactéries appelées lipopolysaccharides (LPS), déclenchant des réponses immunitaires et provoquant une inflammation généralisée. La réponse du système immunitaire à ces envahisseurs conduit à une inflammation chronique et est associée à divers problèmes de santé, notamment des maladies auto-immunes. Dans les maladies auto-immunes, le système immunitaire attaque les cellules de l'organisme par erreur, ce qui est exacerbé par la présence de lectines qui imitent des protéines inoffensives dans le corps.

De plus, les lectines nocives peuvent détruire les microbes intestinaux qui jouent un rôle crucial dans la digestion, l'immunité et la santé en général. Un microbiome déficient ou affaibli peut causer l'obésité, le diabète, les maladies cardiaques et même des problèmes de santé mentale comme la démence.

Facteurs Perturbant Le Microbiome Intestinal

➤ **Édulcorants artificiels:** La consommation d'édulcorants artificiels, tels que ceux présents dans de nombreux sodas light et desserts sans sucre, peut avoir des effets néfastes sur la santé intestinale. Il a été démontré que ces édulcorants perturbent l'équilibre des bactéries bénéfiques dans le tractus gastro-intestinal, ce qui peut entraîner des envies d'aliments sucrés comme la crème glacée. Ce déséquilibre peut contribuer à la prise de poids et rendre l'intestin plus vulnérable aux dommages causés par les lectines, des protéines présentes dans certains aliments qui peuvent se lier à la paroi intestinale et provoquer une inflammation.

> **Exposition à la lumière bleue:** Une exposition prolongée à la lumière bleue des appareils électroniques trompe le corps en lui faisant croire que c'est toujours l'été, ce qui l'incite à stocker des graisses et à rechercher plus de calories, ce qui peut perturber les processus métaboliques et la santé intestinale.

> **Médicaments qui bloquent l'acide gastrique:** Les inhibiteurs de la pompe à protons (IPP), tels que Prevacid, Prilosec et Nexium, réduisent l'acide gastrique, qui est crucial pour neutraliser les bactéries nocives. La réduction de l'acide gastrique permet à davantage de mauvaises bactéries et de lectines de survivre et de causer des ravages dans l'intestin.

> **Forte exposition aux microplastiques dans les fruits de mer:** La présence de microplastiques provenant des fruits de mer dans l'intestin humain peut causer des dommages importants à la paroi intestinale. La nature physique de ces particules peut entraîner des lésions ou des micro-déchirures, endommageant directement la paroi intestinale. De plus, les microplastiques peuvent déclencher une réponse inflammatoire, entraînant une inflammation chronique qui compromet davantage la santé intestinale. La barrière intestinale, responsable de la perméabilité sélective, peut être affaiblie par les microplastiques, conduisant à un "intestin perméable" où des substances nocives peuvent pénétrer dans la circulation sanguine. De plus, l'équilibre délicat du microbiome intestinal peut être perturbé, provoquant une dysbiose, qui a été liée à une variété de problèmes de santé, notamment des troubles métaboliques, l'obésité, le diabète et les maladies inflammatoires

de l'intestin. Pour limiter cet effet dans le cadre d'un régime sans lectines, il est conseillé de consommer ces aliments en petites quantités (110 grammes par jour).

➢ **Antibiotiques à large spectre:** Bien que les antibiotiques sauvent des vies, ils peuvent également détruire les bactéries bénéfiques dans le tractus intestinal et les rendre vulnérables. La surutilisation d'antibiotiques, en particulier ceux présents dans la viande conventionnelle, peut causer des problèmes de santé à long terme en éliminant les bactéries bénéfiques.

➢ **Composants perturbateurs hormonaux:** Les produits chimiques présents dans les plastiques, les produits de soins personnels et les emballages alimentaires peuvent interférer avec l'équilibre hormonal et affecter la santé intestinale. Ils sollicitent également le foie, ce qui rend difficile le maintien d'une paroi intestinale saine.

➢ **Utilisation d'anti-inflammatoires non stéroïdiens:** Les analgésiques populaires tels que l'ibuprofène et le naproxène détruisent le revêtement de l'intestin grêle et du côlon, provoquant inflammation et douleur, conduisant à un cercle vicieux de dépendance.

➢ **Antibiotiques à large spectre:** Bien que les antibiotiques sauvent des vies, ils peuvent également détruire les bactéries bénéfiques dans le tractus intestinal et les rendre vulnérables. La surutilisation d'antibiotiques, en particulier ceux présents dans la viande conventionnelle, peut causer des problèmes de santé à long terme en éliminant les bactéries bénéfiques.

Le Régime Sans Lectines

Cependant, voyez-vous où est le problème ? Le régime alimentaire humain actuel, en particulier le régime occidental, a tendance à altérer nos mécanismes de défense en raison de ses aliments excessivement transformés et de ses mauvaises habitudes de vie. La plupart d'entre nous ont un microbiote compromis, un faible taux d'acide gastrique et diverses anomalies intestinales. C'est pourquoi les humains sont incapables de digérer la plupart des lectines.

Qu'est-ce que le régime sans lectines ?

Le régime sans lectines exclut les aliments contenant des lectines, une protéine présente dans de nombreux aliments à base de plantes. Les lectines se trouvent dans le blé et d'autres céréales, les produits laitiers de vache, les haricots, les lentilles, pratiquement tous les fruits et la plupart des légumes. De nombreux spécialistes de la santé craignent que l'élimination d'une gamme aussi diversifiée d'aliments puisse entraîner une perte de nutriments importants. Les effets néfastes des lectines n'ont pas encore été pleinement démontrés, ce qui fait de ce régime un sujet très débattu. Le régime sans lectines a été développé par le Dr Steven Gundry, cardiologue et auteur du livre "The Plant Paradox" paru en 2017. Lui et d'autres partisans du régime pensent que la consommation de lectines peut entraîner une prise de poids, un brouillard cognitif, une inflammation chronique, une mauvaise digestion due à un microbiote déséquilibré et d'autres effets négatifs. Les défenseurs du régime croient que l'élimination des aliments contenant des lectines, comme les légumineuses et les céréales complètes, peut améliorer la santé.

Contrairement à de nombreux autres programmes diététiques, le régime sans lectines ne limite pas les calories ni la taille des portions, vous pouvez donc manger jusqu'à ce que vous soyez rassasié. Le Dr Gundry affirme que "vous pouvez en fait manger beaucoup plus que vous ne le faisiez auparavant tout en perdant du poids".

Aliments à consommer et à éviter dans le cadre du régime sans lectines

Lorsque vous suivez un régime sans lectines, il est essentiel de se concentrer sur les aliments pauvres en lectines ou sans lectines. Les options sûres comprennent les viandes nourries à l'herbe, le poisson et les fruits de mer, la volaille élevée en plein air et les viandes à base de plantes qui ne contiennent pas de soja. Les produits laitiers de bufflonne, de chèvre ou de brebis sont recommandés, ainsi que les légumes crucifères, les patates douces, certaines noix et graines, et les huiles telles que l'huile d'olive, de coco et d'avocat. Vous pouvez également déguster de la farine de noix de coco ou d'amande et du chocolat noir.

À l'inverse, vous devez éviter les aliments riches en lectines. Les viandes, la volaille ou les crustacés nourris aux céréales, la plupart des féculents, y compris les céréales, les pommes de terre et le riz, ainsi que les haricots et les lentilles, sont tous inclus dans cette liste. Les légumes considérés comme des solanacées, tels que les tomates, les aubergines et les poivrons, ainsi que la plupart des fruits, à l'exception des baies de saison, doivent être évités. Évitez les aliments à base de soja, les produits laitiers à base de lait de vache et tout ce qui contient du sucre ou des édulcorants à base de sucre.

Pour une liste plus complète des aliments à inclure et à éviter, **reportez-vous à la section des ressources sur la liste des aliments dans la deuxième partie.**

Comment Suivre Le Régime Sans Lectines

Le régime sans lectines est divisé en phases distinctes, chacune conçue pour réduire progressivement votre consommation de lectines. Voici comment vous pouvez le suivre :

- **Phase un:** Commencez par une cure de trois jours, pendant laquelle vous éliminez presque tous les aliments, à l'exception de quelques légumes sélectionnés.

- **Phase deux:** Réintroduisez progressivement tous les aliments approuvés sans lectines dans votre alimentation.

- **Phase trois (facultative):** Si vous le souhaitez, limitez davantage votre consommation de protéines animales à 110 grammes ou moins par jour et incorporez le jeûne intermittent.

Avantages du régime sans lectines

- ✓ **Meilleure absorption des nutriments:** Les lectines sont souvent appelées « anti-nutriments » car elles peuvent entraver la digestion et l'absorption des nutriments. Cependant, leur élimination pourrait potentiellement favoriser une meilleure absorption des nutriments. Il est possible que leur suppression améliore la façon dont votre estomac absorbe les nutriments essentiels.

- ✓ **Peut aider les patients atteints du syndrome du côlon irritable (SCI):** Les aliments riches en lectines peuvent exacerber les symptômes chez les personnes souffrant du syndrome du côlon irritable. L'élimination des lectines peut aider à réduire les ballonnements, la diarrhée et la constipation.

- ✓ **Peut diminuer la réponse inflammatoire:** Selon certaines études, les lectines ont la capacité de déclencher une réponse inflammatoire, ce qui pourrait conduire à la progression de maladies auto-immunes. Réduire ou éliminer les lectines pourrait réduire l'inflammation.

✓ **Peut réduire le risque de maladie:** Il existe un lien entre les régimes alimentaires riches en aliments hautement transformés et un risque accru de cancer, d'obésité, de syndrome métabolique, de maladies cardiaques et de dépression. Un régime sans lectines peut aider à réduire ces risques en mettant l'accent sur des aliments entiers et non transformés.

✓ **Favorise la consommation d'aliments entiers:** Un régime sans lectines encourage la consommation d'aliments entiers, tels que les légumes, les viandes nourries à l'herbe et les lipides d'origine végétale, ce qui aide les gens à consommer moins d'aliments transformés.

Remarque: Un régime sans lectines peut être utile pour les personnes ayant des problèmes de santé spécifiques, mais il n'a pas été adopté par les experts en nutrition comme un mode d'alimentation sain ou comme un moyen de traiter certaines maladies.

Inconvénients du régime sans lectines

✗ **Carences nutritionnelles potentielles :** Il peut être difficile d'obtenir suffisamment de nutriments essentiels à partir de ce régime, notamment des fibres, des antioxydants et de certaines vitamines et minéraux.

✗ **Effets secondaires potentiels :** En raison d'une consommation réduite de fibres, un régime pauvre en glucides peut provoquer constipation, maux de tête, sautes d'humeur et fatigue.

✗ **Contraignant ou strict :** Il peut être difficile de respecter les règles strictes du régime, et vous risquez de manquer certains de vos aliments préférés. Manger avec d'autres personnes peut devenir difficile, ce qui peut entraîner de la solitude ou de l'anxiété.

✗ **Coût des aliments autorisés :** Certains aliments autorisés, tels que certains produits laitiers, les aliments biologiques et les viandes nourries à l'herbe, peuvent être coûteux, rendant le régime difficile à suivre pour certaines personnes.

Le régime sans lectines vous convient-il ?

Après avoir exposé tous les avantages et les inconvénients du régime sans lectines, la question « Le régime sans lectines vous convient-il ? » se pose maintenant. Un régime sans lectines peut toujours vous fournir tous les nutriments dont vous avez besoin, mais cela nécessitera une préparation minutieuse. Le régime peut présenter de sérieux inconvénients nutritionnels, en particulier en ce qui concerne la consommation de fibres et de glucides. Par exemple, suivre ce plan alimentaire rendrait extrêmement difficile la consommation des 45 à 65 % de calories par jour recommandés. De plus, en raison de l'élimination des aliments riches en fibres comme les céréales, les haricots et les lentilles, il serait difficile d'atteindre l'objectif quotidien de fibres d'au moins 25 grammes pour les femmes et 38 grammes pour les hommes, ou les 85 grammes par jour de céréales complètes recommandés par les Dietary Guidelines for Americans de 2020. En outre, lorsque la bio-individualité entre en jeu, le régime peut ne pas convenir à tout le monde. Parce que nous sommes tous uniques, nous devons personnaliser ce plan pour répondre à nos besoins et à nos modes de vie ; il n'existe pas d'approche universelle de la santé. Explorez, testez et déterminez ce qui vous convient.

Utiliser une ressource de liste d'aliments sans lectines

Dans cette pensée complexe ou cette inquiétude concernant l'élimination de vos aliments préférés, ce livre de liste d'aliments propose des substitutions alimentaires pertinentes qui remplacent les glucides, les fibres et les micronutriments comme la vitamine C qui pourraient être perdus en adoptant un régime sans lectines.

Réduire les lectines dans vos aliments préférés

Vous n'avez pas à renoncer à vos plats préférés pour réduire la quantité de lectines dans votre alimentation. Vous pouvez minimiser la quantité de lectines dans ces repas et continuer à les apprécier en suivant quelques étapes simples. Les quatre techniques suivantes fonctionnent bien : la cuisson sous pression, la fermentation, le trempage et l'épluchage et l'élimination des graines.

Éliminer les graines et les pelures

Cela fonctionne bien sur les cucurbitacées et les solanacées. Peler et épépiner des aliments comme les tomates, les poivrons, les aubergines, les pommes de terre, les concombres, les courgettes, les citrouilles, les courges et même les amandes peut réduire considérablement la quantité de lectines qu'ils contiennent. Utilisez un éplucheur à légumes pour peler les tomates ou blanchissez-les rapidement avant de les épépiner. Il est plus simple d'enlever les peaux et les graines des poivrons et des aubergines lorsqu'ils sont rôtis ou grillés. Pelez et retirez les graines des concombres, des courgettes et des courges avec une cuillère à café. Peler et épépiner les concombres avant de les mettre dans les salades est une habitude populaire en Europe du Sud, que j'ai observée pour la première fois il y a environ 15 ans dans le sud de la France. C'est aussi ainsi que sont faites les vraies salades grecques. Les tomates italiennes en conserve sont souvent pelées et épépinées, mais lisez toujours les étiquettes pour vous assurer qu'aucun sucre ajouté n'est inclus.

Fermentation

Le processus de fermentation, une méthode ancestrale appelée fermentation, réduit les niveaux d'antinutriments et améliore la biodisponibilité des micronutriments. Il fonctionne particulièrement bien avec les cucurbitacées, les solanacées, les céréales et les haricots. Les aliments fermentés tels que le tempeh, le kimchi, le miso et la sriracha sont de bonnes options. Pour éviter les OGM et les pesticides, achetez toujours des aliments biologiques. Le levain traditionnel, fabriqué avec du blé biologique, réduit les lectines et le gluten pour les amateurs de pain. Pour réduire l'acide phytique et d'autres antinutriments, la fermentation peut être bénéfique même pour les céréales sans gluten telles que le millet, le sorgho et le teff.

Cuisson sous pression et trempage

Ces techniques fonctionnent particulièrement bien pour réduire les niveaux de lectines dans les solanacées, les céréales, les haricots et les légumineuses. Après avoir trempé les haricots et les pois chiches pendant toute la nuit et changé l'eau à plusieurs reprises, faites-les cuire sous pression. Cela réduit l'acide phytique et d'autres antinutriments en plus des lectines. Rincez bien le riz et les lentilles, laissez-les tremper pendant une heure, puis faites-les cuire sous pression. Parce qu'elles conservent bien leur forme, les lentilles vertes françaises sont parfaites pour les salades et les ragoûts. La cuisson sous pression réduit également la quantité de lectines dans les solanacées et les cucurbitacées. Refroidir les pommes de terre et le riz après la cuisson libère leurs amidons simples, les transformant en amidons résistants qui sont bénéfiques pour votre glycémie.

En utilisant ces techniques, vous pouvez maintenir les niveaux de lectines tout en continuant à apprécier vos plats préférés. Consultez la section des ressources sur la liste des aliments dans la deuxième partie pour des détails plus approfondis sur les aliments sans lectines.

Utilisation de suppléments (bloqueurs de lectines)

Il n'est pas toujours possible d'éviter les lectines dans votre alimentation. Garder un produit comme Lectin Shield à portée de main pourrait être très bénéfique dans ces situations. En prenant deux capsules une demi-heure avant les repas, vous pouvez fournir à votre corps une puissante aide anti-lectines qui facilitera la digestion des aliments riches en lectines. Les composants puissants de Lectin Shield se combinent pour combattre les effets potentiellement perturbateurs des lectines. De plus, certaines substances ont des propriétés antioxydantes et anti-fatigue bénéfiques pour le bien-être général. Ces suppléments peuvent aider à contrôler la consommation de lectines, mais cela ne signifie pas que vous devriez les utiliser comme une excuse pour manger tout et n'importe quoi sans penser à la quantité de lectines qu'ils contiennent. Lorsque les aliments riches en lectines sont inévitables, Lectin Shield ou des suppléments comparables peuvent vous offrir une tranquillité d'esprit et vous permettre de profiter de vos repas sans vous inquiéter.

Comment Utiliser Ce Livre

Ce livre est un guide pour identifier les aliments en fonction de leur teneur en lectines. Pour vous faciliter le suivi d'un régime sans lectines, nous avons classé les aliments en deux groupes distincts : FAIBLES EN LECTINES et RICHES EN LECTINES. Voici comment naviguer et utiliser cette section efficacement :

1. **Identifier les aliments:**

    - **FAIBLES EN LECTINES:** Ces aliments sont soit complètement exempts de lectines, soit en contiennent de très faibles niveaux. Ils peuvent être inclus en toute sécurité dans votre alimentation quotidienne sans nécessiter de préparation spéciale.

    - **RICHES EN LECTINES:** Ces aliments contiennent des niveaux élevés de lectines et doivent être évités ou consommés avec prudence. Lorsque vous choisissez de les manger, assurez-vous de suivre des méthodes de préparation telles que l'épluchage, l'élimination des graines, le trempage, la cuisson sous pression ou la fermentation pour réduire leur teneur en lectines.

2. **Utiliser la liste des aliments :**

    - **Parcourir par catégorie:** Les aliments sont organisés en catégories telles que les légumes, les protéines, les produits laitiers, les fruits, les céréales, les noix, les graines, les huiles, les herbes et bien plus encore. Cela facilite la recherche et l'identification de la teneur en lectines d'éléments spécifiques au sein de chaque groupe alimentaire.

- **Vérifier les étiquettes:** Chaque aliment est clairement étiqueté comme FAIBLE EN LECTINES ou RICHE EN LECTINES. Cet étiquetage vous aidera à déterminer rapidement quels aliments privilégier et lesquels manipuler avec précaution.

- **Conseils de préparation:** Pour les aliments marqués comme RICHES EN LECTINES, reportez-vous aux conseils de préparation fournis plus tôt dans le livre pour réduire leur teneur en lectines avant consommation.

3. **Planification des repas:**

- **Utilisez la liste des aliments pour planifier vos repas et vos courses.** Concentrez-vous sur l'incorporation d'une variété d'aliments FAIBLES EN LECTINES dans votre alimentation.

- **Lorsque les recettes nécessitent des ingrédients RICHES EN LECTINES,** remplacez-les par des alternatives FAIBLES EN LECTINES dans la mesure du possible. Si vous devez utiliser des aliments RICHES EN LECTINES, assurez-vous de les préparer correctement pour minimiser leur teneur en lectines.

4. **Conseils supplémentaires:**

- **Lorsque vous ne pouvez pas éviter les lectines,** envisagez d'utiliser des suppléments bloquant les lectines par précaution. Les instructions d'utilisation de ces suppléments se trouvent dans la section correspondante de ce livre.

Note

La liste d'aliments ci-dessous est très complète, offrant des informations détaillées sur un large éventail d'aliments et leur teneur en lectines. Cependant, elle n'est pas exhaustive, et certains aliments répertoriés pourraient ne pas être disponibles dans votre région ou pourraient être connus sous des noms différents. Utilisez ce guide comme une ressource fiable pour naviguer dans votre régime sans lectines, mais tenez toujours compte des variations locales et de la disponibilité des produits.

Partie 2

La liste des aliments

Légumes

Algues et dérivés d'algues
- ❖ Faible en lectines (F)

Roquette
- ❖ Faible en lectines (F)

Brocoli
- ❖ Faible en lectines (F)

Broccolini
- ❖ Faible en lectines (F)

Pois chiches
- ❖ Riches en lectines (R)

Bok choy (chou chinois)
- ❖ Faible en lectines (F)

Choux de Bruxelles
- ❖ Faible en lectines (F)

Houmous
- ❖ Riche en lectines (R)

Légumineuses
- ❖ Riches en lectines (R)

Petits pois

- ❖ Riches en lectines (R)

Chou rouge

- ❖ Faible en lectines (F)

Chou vert

- ❖ Faible en lectines (F)

Chou-fleur

- ❖ Faible en lectines (F)

Pois mange-tout

- ❖ Riches en lectines (R)

Basilic

- ❖ Faible en lectines (F)

Laitue beurre

- ❖ Faible en lectines (F)

Choucroute (crue)

- ❖ Faible en lectines (F)

Soja

- ❖ Riche en lectines (R)

Chou cavalier

- ❖ Faible en lectines (F)

Kimchi

- ❖ Faible en lectines (F)

Chou frisé

- ❖ Faible en lectines (F)

Asperges

- ❖ Faible en lectines (F)

Artichauts

- ❖ Faible en lectines (F)

Radis

- ❖ Faible en lectines (F)

Escarole

- ❖ Faible en lectines (F)

Bette à carde

- ❖ Faible en lectines (F)

Tous les haricots (lentilles)

Certains haricots comme les haricots noirs et les haricots azuki peuvent être trempés toute la nuit et cuits sous pression pour réduire leur teneur en lectines, mais ils doivent être consommés avec modération.

- ❖ Riches en lectines (R)

Pissenlit

- ❖ Faible en lectines (F)

Edamame

- ❖ Riche en lectines (R)

Haricots verts

- ❖ Riches en lectines (R)

Tofu

- ❖ Riche en lectines (R)

Fenouil

- ❖ Faible en lectines (F)

Menthe

- ❖ Faible en lectines (F)

Ail

- ❖ Faible en lectines (F)

Persil

- ❖ Faible en lectines (F)

Chou-rave

- ❖ Faible en lectines (F)

Laitue

- ❖ Faible en lectines (F)

Concombres

- ❖ Riches en lectines (R)

Carottes

- ❖ Faible en lectines (F)

Céleri

- ❖ Faible en lectines (F)

Chou chinois

- ❖ Faible en lectines (F)

Coriandre

- ❖ Faible en lectines (F)

Aubergine

- ❖ Riche en lectines (R)

Pourpier

- ❖ Faible en lectines (F)

Laitue romaine

- ❖ Faible en lectines (F)

Betteraves

- ❖ Faible en lectines (F)

Algues

- ❖ Faible en lectines (F)

Gombo

- ❖ Faible en lectines (F)

Raifort

- ❖ Faible en lectines (F)

Ciboulette

- ❖ Faible en lectines (F)

Légumes de mer

- ❖ Faible en lectines (F)

Radicchio

- ❖ Faible en lectines (F)

Pak Choi

- ❖ Faible en lectines (F)

Topinambours ou artichauts de Jérusalem

- ❖ Faible en lectines (F)

Châtaignes d'eau

- ❖ Faible en lectines (F)

Feuilles de moutarde

- ❖ Faible en lectines (F)

Échalotes

- ❖ Faible en lectines (F)

Rutabaga

- ❖ Faible en lectines (F)

Puntarelle

- ❖ Faible en lectines (F)

Champignons

- ❖ Faible en lectines (F)

Oignons

- ❖ Faible en lectines (F)

Frisée

- ❖ Faible en lectines (F)

Pousses de bambou

- ❖ Faible en lectines (F)

Chou Napa

❖ Faible en lectines (F)

Poireaux

❖ Faible en lectines (F)

Amarante

❖ Faible en lectines (F)

Fruits

Les fruits à faible teneur en lectines énumérés ci-dessous doivent être consommés en petites portions et lorsque le fruit est de saison. Il est également conseillé de manger des fruits riches en polyphénols.

Pommes

❖ Faible en lectines (F)

Framboises

❖ Faible en lectines (F)

Grenade

❖ Faible en lectines (F)

Fraises

❖ Faible en lectines (F)

Agrumes

Pulpe uniquement, exclure le jus.

- ❖ Faible en lectines (F)

Fruit de la passion

Y compris les graines.

- ❖ Faible en lectines (F)

Mûres

- ❖ Faible en lectines (F)

Canneberges

- ❖ Faible en lectines (F)

Nectarines

- ❖ Faible en lectines (F)

Abricots

- ❖ Faible en lectines (F)

Baies de Goji

- ❖ Riches en lectines (R)

Melons

- ❖ Riches en lectines (R)

Tomates

- ❖ Riches en lectines (R)

Poivrons

- ❖ Riches en lectines (R)

Avocat

* ❖ Faible en lectines (F)

Piments

* ❖ Riches en lectines (R)

Prunes

* ❖ Faible en lectines (F)

Courgettes

* ❖ Riches en lectines (R)

Tomatilles

* ❖ Riches en lectines (R)

Olives

* ❖ Faible en lectines (F)

Cerises

* ❖ Faible en lectines (F)

Poires vertes

* ❖ Faible en lectines (F)

Bananes vertes

* ❖ Faible en lectines (F)

Papaye

* ❖ Faible en lectines (F)

Goyave

* ❖ Faible en lectines (F)

Kiwi

❖ Faible en lectines (F)

Carambole

❖ Faible en lectines (F)

Mandarines

❖ Faible en lectines (F)

Fraises

❖ Faible en lectines (F)

Myrtilles

❖ Faible en lectines (F)

Kaki

❖ Faible en lectines (F)

Figues (fraîches)

❖ Faible en lectines (F)

Courge

❖ Faible en lectines (F)

Citron vert

❖ Faible en lectines (F)

Céréales, Noix et Graines

Orge
* ❖ Riche en lectines (R)

Jeune pousse d'orge
* ❖ Riche en lectines (R)

Graines de chia
* ❖ Riche en lectines (R)

Sorgho
* ❖ Faible en lectines (F)

Millet
* ❖ Faible en lectines (F)

Maïs
* ❖ Riche en lectines (R)

Fécule de maïs
* ❖ Riche en lectines (R)

Noix de macadamia
* ❖ Faible en lectines (F)

Graines de basilic
* ❖ Faible en lectines (F)

Cacahuètes

❖ Riche en lectines (R)

Amandes sans peau (ébranchées)

❖ Faible en lectines (F)

Noix de pili

❖ Faible en lectines (F)

Noix

❖ Faible en lectines (F)

Graines de chanvre

❖ Faible en lectines (F)

Graines de lin

❖ Faible en lectines (F)

Noisettes

❖ Faible en lectines (F)

Graines de sésame

❖ Faible en lectines (F)

Produits à base de maïs

❖ Riche en lectines (R)

Noix de coco

La noix de coco est considérée comme sûre uniquement lorsque la chair est consommée, l'eau doit être retirée.

❖ Faible en lectines (F)

Seigle

- ❖ Riche en lectines (R)

Avoine

- ❖ Riche en lectines (R)

Noix de pécan

- ❖ Faible en lectines (F)

Graines de psyllium

- ❖ Faible en lectines (F)

Pignons de pin

- ❖ Faible en lectines (F)

Jeune pousse de blé

- ❖ Riche en lectines (R)

Noix de cajou

- ❖ Riche en lectines (R)

Graines de Sacha inchi

Ou graines Incas

- ❖ Faible en lectines (F)

Graines de tournesol

- ❖ Riche en lectines (R)

Riz basmati indien (blanc)

Ce riz contient de grandes quantités de lectines, mais cela peut être réduit en le cuisant dans un autocuiseur.

❖   Riche en lectines (R)

Riz blanc américain ou riz blanc

Ce riz contient également de grandes quantités de lectines, mais cela peut être réduit en le cuisant dans un autocuiseur.

❖   Riche en lectines (R)

Riz brun

❖   Riche en lectines (R)

Riz noir

La teneur en lectines peut être réduite en cuisant dans un autocuiseur.

❖   Riche en lectines (R)

Riz rouge

La teneur en lectines peut être réduite en cuisant dans un autocuiseur.

❖   Riche en lectines (R)

Riz sauvage

❖   Riche en lectines (R)

Épeautre

❖   Riche en lectines (R)

Einkorn

❖   Riche en lectines (R)

Sarrasin

❖   Riche en lectines (R)

Pop-corn

- ❖ Riche en lectines (R)

Quinoa

- ❖ Riche en lectines (R)

Lait de coco

- ❖ Faible en lectines (F)

Amandes (avec peau)

- ❖ Riche en lectines (R)

Teff

- ❖ Faible en lectines (F)

Châtaignes

- ❖ Faible en lectines (F)

Noix du Brésil

Bien que cette noix soit considérée comme pauvre en lectines, elle doit être consommée en petites quantités.

- ❖ Faible en lectines (F)

Graines de citrouille

- ❖ Riche en lectines (R)

Sirop de maïs à haute teneur en fructose

- ❖ Riche en lectines (R)

Noix tigrées

- ❖ Faible en lectines (F)

Cette liste comprend également les féculents raffinés ou transformés. Les féculents faibles en lectines ou sans lectines doivent être consommés en quantités limitées par repas.

Betterave (crue)

- ❖ Faible en lectines (F)

Fruit de baobab

- ❖ Faible en lectines (F)

Tortillas

- ❖ Riche en lectines (R)

Racine de taro

- ❖ Faible en lectines (F)

Manioc

- ❖ Faible en lectines (F)

Céleri-rave

- ❖ Faible en lectines (F)

Glucomannane

- ❖ Faible en lectines (F)

Pommes de terre

- ❖ Riche en lectines (R)

Papaye verte

❖ Faible en lectines (F)

Patates douces

❖ Faible en lectines (F)

Sorgho millet

❖ Faible en lectines (F)

Mangue verte

❖ Faible en lectines (F)

Panais

❖ Faible en lectines (F)

Pâtes

❖ Riche en lectines (R)

Céréales

❖ Riche en lectines (R)

Navets

❖ Faible en lectines (F)

Jicama

❖ Faible en lectines (F)

Igname

❖ Faible en lectines (F)

Yuca

❖ Faible en lectines (F)

Tapioca

❖ Faible en lectines (F)

Protéines (Volaille, Fruits de mer et Viande)

Les aliments protéinés faibles en lectines ou sans lectines comme les fruits de mer (de préférence sauvages), la volaille doivent être consommés en quantités limitées par repas (110g par jour), et la viande doit provenir d'animaux 100% nourris à l'herbe.

Anchois

❖ Faible en lectines (F)

Poisson-beurre

❖ Faible en lectines (F)

Saumon

❖ Faible en lectines (F)

Carpe

❖ Faible en lectines (F)

Thon en conserve

Il doit également être faible en mercure.

❖ Faible en lectines (F)

Poulet

Il doit être élevé en plein air.

- ❖ Faible en lectines (F)

Homard

- ❖ Faible en lectines (F)

Dinde

Elle doit être élevée en plein air.

- ❖ Faible en lectines (F)

Autruche

- ❖ Faible en lectines (F)

Oie

- ❖ Faible en lectines (F)

Crevettes

Strictement sauvages.

- ❖ Faible en lectines (F)

Moules

- ❖ Faible en lectines (F)

Colin

- ❖ Faible en lectines (F)

Huîtres

- ❖ Faible en lectines (F)

Ono

❖ Faible en lectines (F)

Opah

❖ Faible en lectines (F)

Canard

❖ Faible en lectines (F)

Bœuf (viande rouge)

Il doit être 100% nourri à l'herbe.

❖ Faible en lectines (F)

Sanglier

❖ Faible en lectines (F)

Morue

❖ Faible en lectines (F)

Cerf

❖ Faible en lectines (F)

Agneau

Il doit être 100% nourri à l'herbe. Faible en lectines (F)

Porc

❖ Faible en lectines (F)

Caille

❖ Faible en lectines (F)

Œufs

Ils doivent être de poules élevées en plein air.

- ❖ Faible en lectines (F)

Élan

- ❖ Faible en lectines (F)

Faisan

- ❖ Faible en lectines (F)

Colombe

- ❖ Faible en lectines (F)

Prosciutto

- ❖ Faible en lectines (F)

Jambon ibérique

Il doit être 100% nourri à l'herbe.

- ❖ Faible en lectines (F)

Palourde

- ❖ Faible en lectines (F)

Sardines

- ❖ Faible en lectines (F)

Mulet

- ❖ Faible en lectines (F)

Crevettes roses

- ❖ Faible en lectines (F)

Coquilles Saint-Jacques

❖ Faible en lectines (F)

Flétan

❖ Faible en lectines (F)

Truite

❖ Faible en lectines (F)

Calamars

❖ Faible en lectines (F)

Maquereau

❖ Faible en lectines (F)

Protéines végétales

Tofu de chanvre

❖ Faible en lectines (F)

Protéine de chanvre en poudre

❖ Faible en lectines (F)

Protéine de graines de lin en poudre

❖ Faible en lectines (F)

Poudre de lentille d'eau

❖ Faible en lectines (F)

Catégorie de produits laitiers A2

Fromage

- ❖ Faible en lectines (F)

Crème épaisse (biologique)

- ❖ Faible en lectines (F)

Crème aigre (biologique)

- ❖ Faible en lectines (F)

Yaourt de coco

- ❖ Faible en lectines (F)

Ghee (à base de beurre de vaches nourries à l'herbe)

- ❖ Faible en lectines (F)

Parmesan

- ❖ Faible en lectines (F)

Yaourt de brebis

- ❖ Faible en lectines (F)

Kéfir de brebis

- ❖ Faible en lectines (F)

Fromages au lait de brebis

Feta
- ❖ Faible en lectines (F)

Pecorino Romano
- ❖ Faible en lectines (F)

Manchego
- ❖ Faible en lectines (F)

Kéfir de chèvre
- ❖ Faible en lectines (F)

Yaourt de chèvre
- ❖ Faible en lectines (F)

Ghee de chèvre
- ❖ Faible en lectines (F)

Fromages au lait de chèvre

Feta
- ❖ Faible en lectines (F)

Mozzarella
- ❖ Faible en lectines (F)

Cheddar
- ❖ Faible en lectines (F)

Parmigiano-Reggiano
- ❖ Faible en lectines (F)

Beurre de bufflonne (Italie)
- ❖ Faible en lectines (F)

Mozzarella de bufflonne
- ❖ Faible en lectines (F)

Beurre français
À consommer avec modération.

- ❖ Faible en lectines (F)

Beurre italien
À consommer avec modération.

- ❖ Faible en lectines (F)

Fromage français affiné
- ❖ Faible en lectines (F)

Fromage italien affiné
- ❖ Faible en lectines (F)

Fromage ricotta Kite hill
- ❖ Faible en lectines (F)

Catégorie de produits laitiers A1

Beurre
- ❖ Riche en lectines (R)

Fromage cottage

❖ Riche en lectines (R)

Crème glacée

❖ Riche en lectines (R)

Yaourt glacé

❖ Riche en lectines (R)

Yaourt grec

❖ Riche en lectines (R)

Lait de vache

❖ Riche en lectines (R)

Fromage américain au lait de vache

❖ Riche en lectines (R)

Kéfir américain au lait de vache

❖ Riche en lectines (R)

Fromage ricotta

❖ Riche en lectines (R)

Huile d'avocat
* ❖ Faible en lectines (F)

Huile de nigelle
* ❖ Faible en lectines (F)

Huile de foie de morue
* ❖ Faible en lectines (F)

Huile de coco
* ❖ Faible en lectines (F)

Huile de canola (biologique)
* ❖ Faible en lectines (F)

Huile de pépins de raisin
* ❖ Riche en lectines (R)

Huile de maïs
* ❖ Riche en lectines (R)

Huile de coton
* ❖ Faible en lectines (F)

Huile d'olive extra vierge
* ❖ Faible en lectines (F)

Huile de lin (extra vierge)
- ❖ Faible en lectines (F)

Huile d'arachide
- ❖ Riche en lectines (R)

Huiles partiellement hydrogénées
- ❖ Riche en lectines (R)

TCM (Triglycérides à chaîne moyenne)
- ❖ Faible en lectines (F)

Huile de macadamia
- ❖ Faible en lectines (F)

Huile de palme rouge
- ❖ Faible en lectines (F)

Huile végétale
- ❖ Riche en lectines (R)

Huile de poisson
- ❖ Faible en lectines (F)

Huile de soja
- ❖ Riche en lectines (R)

Huile de carthame
- ❖ Riche en lectines (R)

Huile de noix
- ❖ Faible en lectines (F)

Huile de sésame

❖ Faible en lectines (F)

Huile de périlla

❖ Faible en lectines (F)

Huile de son de riz

❖ Faible en lectines (F)

Huile de krill

❖ Faible en lectines (F)

Huile de tournesol

❖ Riche en lectines (R)

Herbes, Épices et Condiments

Sel de mer iodé

❖ Faible en lectines (F)

Vinaigre (sans sucre)

❖ Faible en lectines (F)

Moutarde

❖ Faible en lectines (F)

Miso

- ❖ Faible en lectines (F)

Levure

- ❖ Faible en lectines (F)

Toutes les herbes et épices

Sauf le piment ou les flocons de piment rouge

- ❖ Faible en lectines (F)

Sauce de poisson

- ❖ Faible en lectines (F)

Sauce à steak

- ❖ Riche en lectines (R)

Sauce soja

- ❖ Riche en lectines (R)

Wasabi

- ❖ Faible en lectines (F)

Extrait de vanille pure

- ❖ Faible en lectines (F)

Pâte de sésame ou tahini

- ❖ Faible en lectines (F)

Ketchup

- ❖ Riche en lectines (R)

Flocons de piment rouge

* ❖ Riche en lectines (R)

Mayonnaise à base de TCM

* ❖ Faible en lectines (F)

Mayonnaise à l'avocat

* ❖ Faible en lectines (F)

Sauce Worcestershire (sans gluten uniquement)

* ❖ Faible en lectines (F)

Boissons

Tous les thés

* ❖ Faible en lectines (F)

Kombucha (faible en sucre)

* ❖ Faible en lectines (F)

Café

* ❖ Faible en lectines (F)

Eau citronnée

* ❖ Faible en lectines (F)

Eau hydrogénée

❖ Faible en lectines (F)

Eau

❖ Faible en lectines (F)

Vin rouge

❖ Faible en lectines (F)

Alcools forts (spiritueux)

À consommer en petites quantités par jour.

❖ Faible en lectines (F)

Champagne

À consommer en petites quantités par jour.

❖ Faible en lectines (F)

Boissons light

❖ Riche en lectines (R)

Boissons énergisantes

❖ Riche en lectines (R)

Sucres et édulcorants

Sirop d'agave

❖ Riche en lectines (R)

Allulose

❖ Faible en lectines (F)

Aspartame

❖ Riche en lectines (R)

Sucre de canne

❖ Riche en lectines (R)

Sucre granulé

❖ Riche en lectines (R)

Inuline

❖ Faible en lectines (F)

Miel local ou de manuka

À consommer en quantité limitée.

❖ Faible en lectines (F)

Maltodextrine

❖ Riche en lectines (R)

Sweet'N Low (contient de la saccharine)

❖ Riche en lectines (R)

Xylitol

❖ Faible en lectines (F)

Sirop de yacón

❖ Faible en lectines (F)

Sucralose

❖ Riche en lectines (R)

Acésulfame K

Riche en lectines (R)

Boissons zéro calorie

❖ Riche en lectines (R)

Splenda

❖ Riche en lectines (R)

Aliments transformés

Farine d'amande

Elle doit provenir d'amandes blanchies.

❖ Faible en lectines (F)

Pain

❖ Riche en lectines (R)

Biscuits
* ❖ Riche en lectines (R)

Farine de noisette
* ❖ Faible en lectines (F)

Farine de manioc
* ❖ Faible en lectines (F)

Farine de châtaigne
* ❖ Faible en lectines (F)

Nouilles de kelp
* ❖ Faible en lectines (F)

Cornflakes
* ❖ Riche en lectines (R)

Chips de pommes de terre
* ❖ Riche en lectines (R)

Farine de banane verte
* ❖ Faible en lectines (F)

Farine de patate douce
* ❖ Faible en lectines (F)

Nouilles de konjac
* ❖ Faible en lectines (F)

Farine de millet
* ❖ Faible en lectines (F)

Margarine

- ❖ Riche en lectines (R)

Farine de sorgho

- ❖ Faible en lectines (F)

Farine de noix tigrée

- ❖ Faible en lectines (F)

Farine de sésame

- ❖ Faible en lectines (F)

Sources

1. Gundry S. The Plant Paradox. Harper Wave.

2. Panacer K, Whorwell PJ. Dietary lectin exclusion: The next big food trend?. WJG. 2019;25(24):2973-2976. doi:10.3748/wjg.v25.i24.2973

3. Barre A, Damme EJMV, Simplicien M, Benoist H, Rougé P. Are Dietary Lectins Relevant Allergens in Plant Food Allergy? Foods. 2020 Nov 24;9(12):1724.

4. Ndtr, S.G., 2024. The Lectin-Free Diet: What You Should Know

5. U.S. Department of Agriculture and U.S. Department of Health and Human Services. 2020-2025 Dietary Guidelines for Americans, Ninth Edition.

Liste d'index

Liste d'index alphabétique pour une recherche facile des aliments

Bette à carde	47
Betterave (crue)	60
Betteraves	49
Beurre	69
Beurre de bufflonne (Italie)	69
Beurre français	69
Beurre italien	69
Biscuits	79
Bœuf (viande rouge)	64
Boissons énergisantes	76
Boissons light	76
Boissons zéro calorie	78
Bok choy (chou chinois)	45
Broccolini	45
Brocoli	45
Cacahuètes	56
Café	75
Caille	64
Calamars	66
Canard	64
Canneberges	52
Carambole	54
Carottes	48
Carpe	62
Céleri	48
Céleri-rave	60
Céréales	61
Cerf	64

Cerises	53
Champagne	76
Champignons	50
Châtaignes	59
Châtaignes d'eau	50
Cheddar	68
Chips de pommes de terre	79
Chou cavalier	46
Chou chinois	48
Chou frisé	47
Chou Napa	51
Chou rouge	46
Chou vert	46
Choucroute (crue)	46
Chou-fleur	46
Chou-rave	48
Choux de Bruxelles	45
Ciboulette	49
Citron vert	54
Colin	63
Colombe	65
Concombres	48
Coquilles Saint-Jacques	66
Coriandre	49
Cornflakes	79
Courge	54
Courgettes	53
Crème aigre (biologique)	67

Crème épaisse (biologique)	67
Crème glacée	70
Crevettes	63
Crevettes roses	65
Dinde	63
Eau	76
Eau citronnée	75
Eau hydrogénée	76
Échalotes	50
Edamame	47
Einkorn	58
Élan	65
Épeautre	58
Escarole	47
Extrait de vanille pure	74
Faisan	65
Farine d'amande	78
Farine de banane verte	79
Farine de châtaigne	79
Farine de manioc	79
Farine de millet	79
Farine de noisette	79
Farine de noix tigrée	80
Farine de patate douce	79
Farine de sésame	80
Farine de sorgho	80
Fécule de maïs	55
Fenouil	48

Feta	68
Feta	68
Feuilles de moutarde	50
Figues (fraîches)	54
Flétan	66
Flocons de piment rouge	75
Fraises	51
Fraises	54
Framboises	51
Frisée	50
Fromage	67
Fromage américain au lait de vache	70
Fromage cottage	70
Fromage français affiné	69
Fromage italien affiné	69
Fromage ricotta	70
Fromage ricotta Kite hill	69
Fruit de baobab	60
Fruit de la passion	52
Ghee (à base de beurre de vaches nourries à l'herbe)	67
Ghee de chèvre	68
Glucomannane	60
Gombo	49
Goyave	53
Graines de basilic	55
Graines de chanvre	56
Graines de chia	55

Graines de citrouille	59
Graines de lin	56
Graines de psyllium	57
Graines de Sacha inchi	57
Graines de sésame	56
Graines de tournesol	57
Grenade	51
Haricots verts	47
Homard	63
Houmous	45
Huile d'arachide	72
Huile d'avocat	71
Huile de canola (biologique)	71
Huile de carthame	72
Huile de coco	71
Huile de coton	71
Huile de foie de morue	71
Huile de krill	73
Huile de lin (extra vierge)	72
Huile de macadamia	72
Huile de maïs	71
Huile de nigelle	71
Huile de noix	72
Huile de palme rouge	72
Huile de pépins de raisin	71
Huile de périlla	73
Huile de poisson	72
Huile de sésame	73

Huile de soja	72
Huile de son de riz	73
Huile de tournesol	73
Huile d'olive extra vierge	71
Huile végétale	72
Huiles partiellement hydrogénées	72
Huîtres	63
Igname	61
Inuline	77
Jambon ibérique	65
Jeune pousse de blé	57
Jeune pousse d'orge	55
Jicama	61
Kaki	54
Kéfir américain au lait de vache	70
Kéfir de brebis	67
Kéfir de chèvre	68
Ketchup	74
Kimchi	46
Kiwi	54
Kombucha (faible en sucre)	75
Lait de coco	59
Lait de vache	70
Laitue	48
Laitue beurre	46
Laitue romaine	49
Légumes de mer	49
Légumineuses	45

Levure	74
Maïs	55
Maltodextrine	77
Manchego	68
Mandarines	54
Mangue verte	61
Manioc	60
Maquereau	66
Margarine	80
Mayonnaise à base de TCM	75
Mayonnaise à l'avocat	75
Melons	52
Menthe	48
Miel local ou de manuka	77
Millet	55
Miso	74
Morue	64
Moules	63
Moutarde	73
Mozzarella	68
Mozzarella de bufflonne	69
Mulet	65
Mûres	52
Myrtilles	54
Navets	61
Nectarines	52
Noisettes	56
Noix	56

Noix de cajou	57
Noix de coco	56
Noix de macadamia	55
Noix de pécan	57
Noix de pili	56
Noix du Brésil	59
Noix tigrées	59
Nouilles de kelp	79
Nouilles de konjac	79
Œufs	65
Oie	63
Oignons	50
Olives	53
Ono	64
Opah	64
Orge	55
Pain	78
Pak Choi	50
Palourde	65
Panais	61
Papaye	53
Papaye verte	61
Parmesan	67
Parmigiano-Reggiano	69
Patates douces	61
Pâte de sésame ou tahini	74
Pâtes	61
Pecorino Romano	68

Persil	48
Petits pois	46
Pignons de pin	57
Piments	53
Pissenlit	47
Poireaux	51
Poires vertes	53
Pois chiches	45
Pois mange-tout	46
Poisson-beurre	62
Poivrons	52
Pommes	51
Pommes de terre	60
Pop-corn	59
Porc	64
Poudre de lentille d'eau	66
Poulet	63
Pourpier	49
Pousses de bambou	50
Produits à base de maïs	56
Prosciutto	65
Protéine de chanvre en poudre	66
Protéine de graines de lin en poudre	66
Prunes	53
Puntarelle	50
Quinoa	59
Racine de taro	60
Radicchio	49

Radis	47
Raifort	49
Riz basmati indien (blanc)	57
Riz blanc américain ou riz blanc	58
Riz brun	58
Riz noir	58
Riz rouge	58
Riz sauvage	58
Roquette	45
Rutabaga	50
Sanglier	64
Sardines	65
Sarrasin	58
Sauce à steak	74
Sauce de poisson	74
Sauce soja	74
Sauce Worcestershire (sans gluten uniquement)	75
Saumon	62
Seigle	57
Sel de mer iodé	73
Sirop d'agave	77
Sirop de maïs à haute teneur en fructose	59
Sirop de yacón	78
Soja	46
Sorgho	55
Sorgho millet	61
Splenda	78
Sucralose	78

Sucre de canne	77
Sucre granulé	77
Sweet'N Low (contient de la saccharine)	77
Tapioca	62
TCM (Triglycérides à chaîne moyenne)	72
Teff	59
Thon en conserve	62
Tofu	48
Tofu de chanvre	66
Tomates	52
Tomatilles	53
Topinambours ou artichauts de Jérusalem	50
Tortillas	60
Tous les haricots (lentilles)	47
Tous les thés	75
Toutes les herbes et épices	74
Truite	66
Vin rouge	76
Vinaigre (sans sucre)	73
Wasabi	74
Xylitol	78
Yaourt de brebis	67
Yaourt de chèvre	68
Yaourt de coco	67
Yaourt glacé	70
Yaourt grec	70
Yuca	61